小児科医・細谷亮太先生が贈る

優しさはどこから

細谷亮太

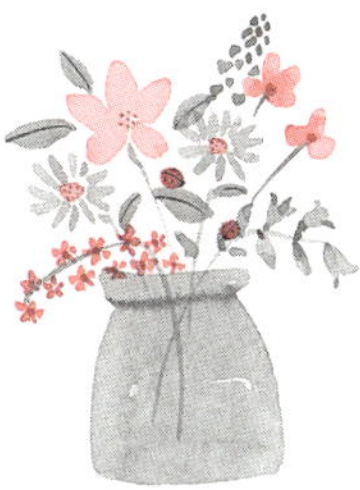

婦人之友社

優しさはどこから

細谷亮太

【目次】

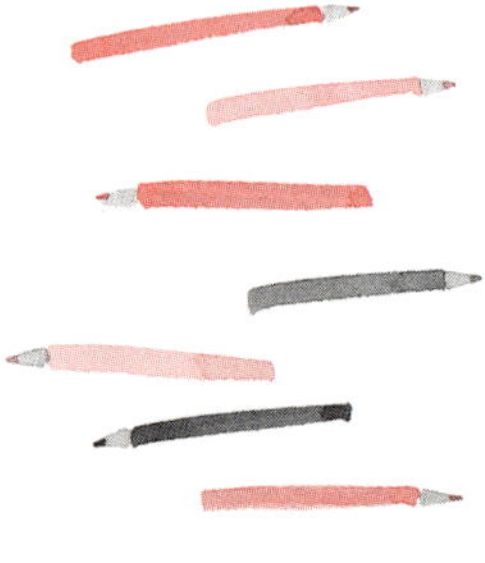

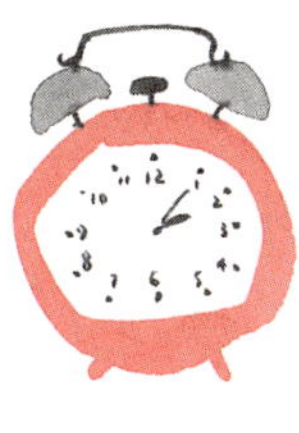

誰かに必要とされる喜び

僕が小児科医になろうと思ったのは、
「自分が経験してきた時代にいる
子どもたちに共感できる」
と思ったからです。
研修医時代は、病棟の子どもたちと遊び、話し、
朝から晩まで子どものことを考えている毎日でした。
「あの子、今何しているだろう」とか
「大丈夫かな」
と四六時中子どもたちのことを考えていました。
医者になって一、二年目の頃。

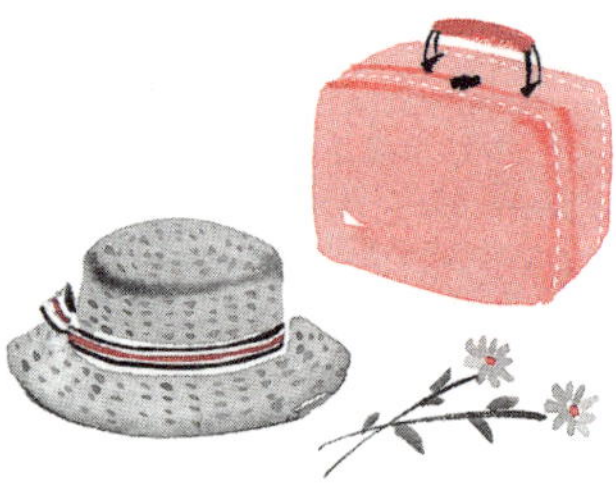

「子どもはただ者ではない」

と思ったできごとがありました。

いつも本を読んでいる小学五年生くらいの女の子に、

「その本、おもしろい？」

と聞いたのです。すると
「おもしろいから読んでるんじゃない」って。

おとなが話すことや、自分とは違う感覚を、
子どもはいっぱいもっていると気づかされました。

息子たちが三歳と一歳だった頃、
息子が、車やナンバープレートに興味をもって、
ぐっと近づいて行きました。
あまりにいつも迫って行くので

「見えないのかな？」と気になって眼科を受診すると、
先天性の遠視とわかりました。
そのとき思ったのは、
「生まれたときから見えなければ、
見えないことを意識しない」
ということ。
同じように、入院している子どもたちも、
少しぐらい具合が悪くても、
「大丈夫だよ」っていってあげれば、
元気でいられると気づきました。
子どもとのつき合いには、
もちろんテクニックもあるでしょう。
よく、子どもの目線までしゃがんで話すようにといわれますよね。
でも、そんなテクニック以前に、
自分のことを一生懸命治してくれる、
心配してくれる人ということを
子どもはちゃんとわかるのです。
基本的には痛いことをする人は嫌いです。
でも、注射や点滴をする医者や看護師が、
一生懸命自分のことを思ってくれているとわかっている。
そして、精一杯生きようとする子どもと関わり、
彼らと生きている時間を共有できるのが、
小児科医としての一番の喜びだと思っています。

生き甲斐や幸せを突き詰めて考えると、

誰かに必要とされていることのような気がします。
そして、必要としている人のために何かをして、
その人からも「よかった、ありがとう」
と思ってもらえることが、もっとも幸せだと思います。
美味しいものを食べたときも、
幸せだなあと思えるけれど、
人間として生まれてきての一番の幸せは、
そんなものではないでしょう。

僕の専門は小児がんです。

「あとどのくらい生きられるの?」

と聞いてくる二〇歳の女の子がいました。

「数カ月、短ければ一週間かもしれない」

と伝えざるを得ませんでした。
たとえがんでも、
「今よりよい状態」の時間を楽しむことはできるはず。
そんな、子どもと共感できることが、
最大の喜びです。

子どもとさよならをするとき、
いつも、お互いに「ありがとう」
という気持ちがあることを感じます。
僕はそっと部屋を出て、
人気のない階段で涙を流します。
その涙は、
亡くなった子どもからの贈りものだと思っています。

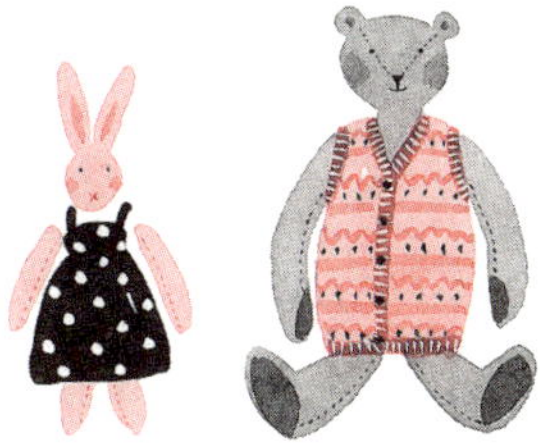

同じ時間を重ねて父親に

結婚して三四年、四人の子どもがいます。
結婚前、かみさんに
良性の卵巣嚢腫があることがわかって、
片側はほぼ全摘出、
もう片方も部分切除をしたので、
産婦人科の先生から
「お子さんは、できるかどうかわかりません。
もし欲しいなら、
早いうちに産んだ方がいいでしょう」
といわれました。

できることなら子どもは欲しかったので、
すぐにでも……と、
ハネムーンベビーで長男を授かって、
その後二年おきに計四人の子どもが生まれました。

長男が生まれたのは、
僕が研修医の三~四年目。
いわば下働きの親方のようなもので、
ものすごく忙しいときでした。
でも小児科医になるのですから、
言葉は悪いのですが、
自分の子どもを教材にして学びたいと、
なるべく世話をするようにしました。

お風呂に入れていて手を滑らせ、
ドボンと落としてしまうような失敗もありました。
日曜日も仕事に行かなくてはいけなかったので、
夏は朝六時半に朝食のお弁当を持って、
親子三人で公園に行くようなこともしました。
それなりの努力はしないと……と思って。
でも生活のほとんどは妻任せでした。

そんな中、二男が一歳になる少し前、
アメリカの病院勤務が決まって家族四人で渡米。
向こうの生活は、日本とは随分違いました。
家と病院がとても近く、
朝食をきちんと食べて病院へ行き、

お昼にも食事をしに戻る。
夜は、仕事が残っていても、
いったん夕食を食べに帰る。
そして、土曜日の午後と日曜日は、完全に休み。
そんな家庭生活にしっかり関わる日々の中で、
父親はどうあるべきかを考えました。

僕の父は開業医でしたから、
父親に遊んでもらった記憶はほとんどありません。
それは仕事柄、仕方がないと半分諦めてもいましたが、
子どもながらに〝なんか違うんじゃないか……〟
とも思っていたのです。
ところが自分も小児科医になって、

いつの間にか忙しい生活にひたっていたのです。
そんなときに経験することになったアメリカでの生活で、
あの頃の僕と同じような思いを
子どもたちにさせていたと気づいたのです。
そして一緒に遊んだり、
ご飯を食べる中で、
いろんなことが見えてきました。
たとえば遊び疲れた子どもが、
ご飯を食べながら寝てしまう
というような状況を目の当たりにする、
そんな小さなできごとを知ることが大切なのだと……。

人は、新しい生活に自分の経験を重ねたり、

照らし合わせながら生きることで、
今の暮らしを豊かにするのだと、
目の前の子どもと関わりながら実感しました。
今では四人の子どもたちは
もう、それぞれ家庭をもつまでに成長しました。
そして、長男は小児科医、
二男は障がい者や子ども向け用品の企画開発、
長女は獣医、
三男は小学校の先生という仕事を選びました。
僕がずっと伝えたいと思ってきた
「小さいもの、弱いものを大事にしよう」
という気持ちを、
受けとめてくれていたのだろうと、信じています。

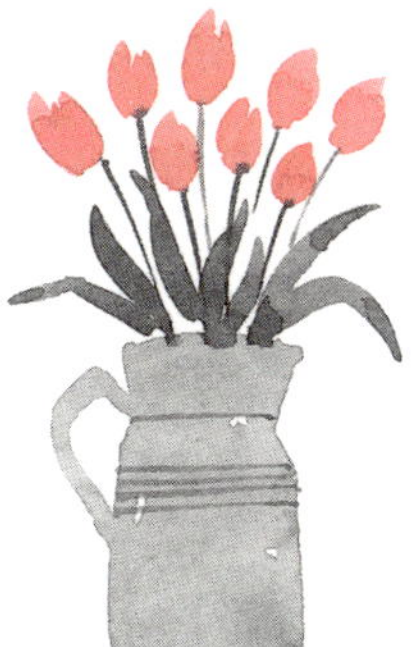

人のために生きる

一九四八年生まれの僕が子どもの頃は、
郷里山形の村に子どもはたくさんいましたが、
食べるものはあまりありませんでした。
田舎ですから、自家用車やトラックはほとんどなく、
交通手段はバスか馬車。
馬車で荷物を運んだり、
冬は馬ぞりで材木を運んだりしていました。
救急車はありませんから、
患者さんは容体が悪くなると
戸板やリヤカーに乗せられて、

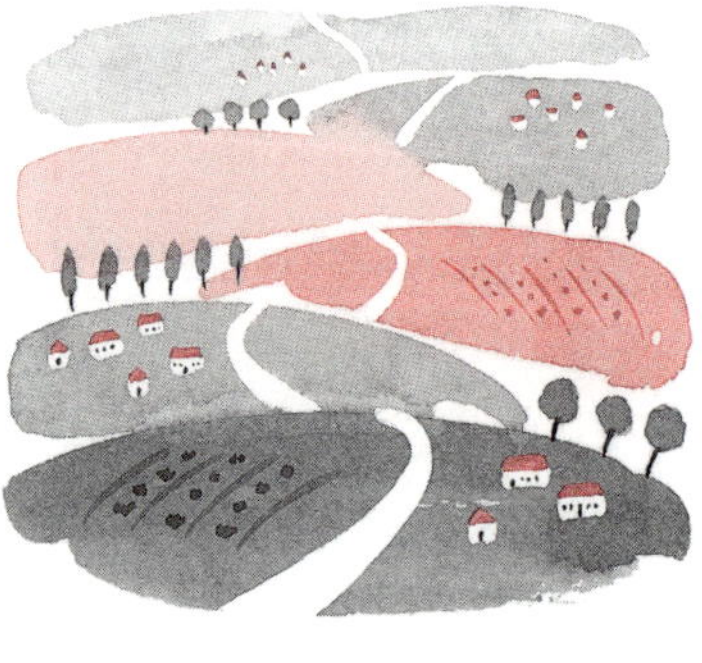

開業医の父の元に運ばれるか、
父が患者さんの家に出かけて行くのが当たり前でした。
父は、毎日昼過ぎまで医院で診察をし、
午後は自転車で往診に出かけましたが、
雪深い冬になると、長靴を履き、
鞄を持って出かけて行きました。
そうして、帰って来るのは僕たちが夕ご飯を食べ、
お風呂に入って、寝ようかという頃。
毎日がそのくり返しでした。
盆暮れに支払ってもらう、
診察代が払えない人もいましたから、
開業医というイメージがもつ
裕福さとはかけ離れた暮らしだったと思います。

当時は、災害や歳末の募金運動が活発で、
ラジオでもよく
「みんなで援け合いましょう」
と呼びかけていたものです。
でも、人のために何かをするということの
難しさを感じるできごとが起こりました。

小学校三年生のときでした。
台風で被災した人に、
クラスから救援物資を送ろうということになりました。
今のように、新品でなくてもきれいに洗ってあれば、
着古した洋服やタオルでもよいのです。
でも、お昼のお弁当を持って来ることさえ

大変な暮らしの友だちもいるので、
誰が何を入れたかはわからないように、
救援物資を入れる箱は教室の後ろに置くことを
クラス委員だった僕を中心に、話し合いで決めました。
物が集まり、村役場に届けに行くまでをやりとげて、
「困っている人たちに喜んでもらえるといいな」と、
少しばかりの満足感と達成感を覚えたものです。

数日後、父の机の上に匿名の手紙があるのを見つけました。
匿名の手紙というのは、
少年探偵団などでしか知らない特別なもの。
封が切ってあったので、こっそり読みました。

すると、「村には、生活に困っている人が多くいるのに、
何か持って来いと強制するような、
バカな子どもを育てた親の顔が見たい」
というような文面だったのです。
僕たちは、「できる人は持って来よう」と決めたのですが、
どうしても持って行きたいと思った子が、
親に「学級委員が持って来いといったから」
といったのでしょう。
でも、そのときはそうは思えなかった。
もちろん父に、手紙を勝手に読んだとはいえないので、
誰にも相談することができませんでした。
人のために行動することの難しさを、
骨身にしみて感じました。

その苦い経験から「人のためには、
どうしてもしなければならないときは行動するけれど、
あまり表立ってするのはやめよう」
と思うようになりました。

そんなトラウマを抱えながらも、
僕は医者になりました。
高校生の頃は、カッコイイ仕事をし、
女性にモテたい……などと考えたものです。
でもやっぱり「人のために働く仕事につきたい」。
そう思う根底には、父の存在が大きかったのも確かです。
今は、生まれ変わっても、
また医者になりたいと思っています。

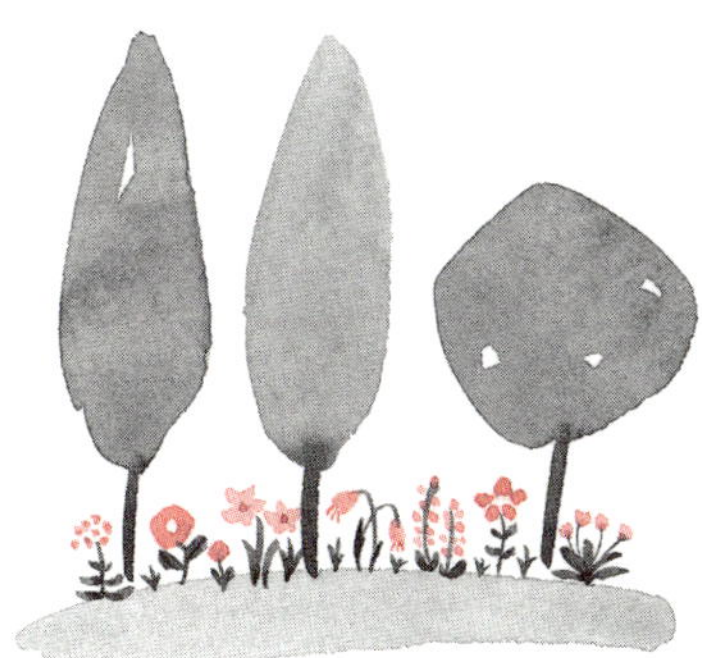

知ること、伝えること

父の姿を身近に見ながら育ったので、
ある程度、医者の仕事は見えていました。
それは、職人の子どもが、
親の姿を見ながら育つのと同じだと思います。
でも診察室の中を見ることはありませんから、
そこは母親が
一生懸命伝えてくれていたのだと思います。
母は僕が小さかったときは、
お父さんは偉い人だといい続けて、
決して悪くはいいませんでした。

僕は、学校であったことは
いっさい家では話さない子どもでした。
充分に遊んで、自分の中で完結しているので、
親に話す必要を感じなかったのです。
それは父親になっても変わらず、
子どもたちに、
自分がどんな仕事をしているかを話すことは、
ほとんどありませんでした。
そしてかみさんも、僕の母親とは違って、
あまり話さなかったようです。
その結果、四人の子どものうち、
長男だけが僕と同じ医者になり、

ほかの三人は
「もっとおもしろそうな仕事がある」
と別の職業を選びました。
長男も大学生のときに、
僕が書いたものを読んで、
「父親はこんなふうに仕事と向き合っていたんだ」
と学んだといいます。
それも、たまたま長男と一緒に働いている僕の友人が
「この間、細谷先生（長男のこと）と話をしていたら、
〝父親と、患者とはどういうものか
という話はほとんどしたことがないけれど、
本を読んでわかった〞といっていた」
と教えてくれたのです。

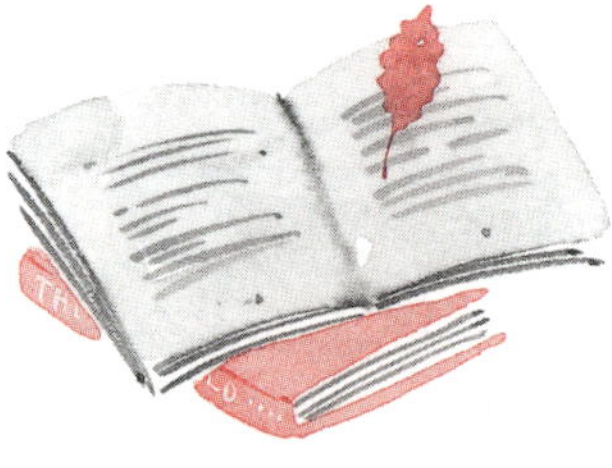

そんな経験から、
親でなくても誰かが伝えてくれるのでも
いいかと思いました。

聖路加国際病院は、
外国の大使館の指定健康診断施設になっているので、
その国に赴任する場合は家族全員で受診をします。
あるとき、
お母さんが三人の子どもを連れて来ました。
小学五年生くらいの男の子に
「お父さんは何してるの？」と聞いても、
「知らない」。
中学生と高校生のお姉ちゃんたちに聞いても

「知らない」と。
きっと、子どもにはわからない
難しい仕事なのだろうと思い、
今度はお母さんに聞いてみました。
すると
「結構面倒くさい仕事なんです。
ガスタービンのプロペラの研究とかで、
大きな発電機に使うプロペラが、
どんな角度だったらよく回るか
ということを研究しているようです」。
男の子が聞いたらきっと喜ぶだろうと思うのに、
話をしていないのはもったいないなと思いました。
親がどんな仕事をしているかというのは、

子どもにとってひとつの目標となるので、
できるだけ伝えるといいと思います。
いいところだけをピックアップして伝えるのでも、
意味があるでしょう。

僕がいろんなことがわかる年齢になってから、
母親は「あなたのお父さんは、
どんなところがまずかったか」
という話をするようにもなりました。
それはきっと僕に
「仕方ないよ」
といってあげられる余裕ができていると、
判断したからだと思うのです。

胃袋でつながる

先日、僕が高校時代に下宿して、
とてもお世話になった
親戚のおばさんが亡くなりました。
弔辞を読むことになり、
当時のことを思い返していて、
一番最初に頭に浮かんだのが、食べることでした。
飽食の今の時代と違って、
一九五五年代はまだまだ
〝ひもじい〟思いをすることもありました。
ましてや、育ち盛りの一〇代ですから、

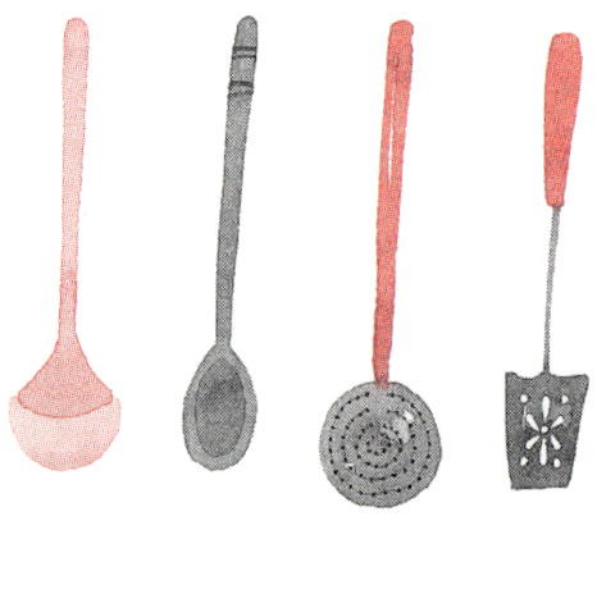

いつもお腹がすいていたのかもしれません。
朝ご飯、昼のお弁当、夕飯のほかに、
学校から帰るとラーメンをつくってくれたり、
夜中にお茶漬けを持って来てくれたり……。
僕より一つ年下の息子と二人に、
いつも食べるものを用意してくれました。
料理上手で、食卓には山形の郷土料理、
カラカイ煮（エイの干物を水でもどして煮たもの）や、
季節の料理がよくのぼりました。
もう四〇年以上も前のことですから、
多くの記憶は薄れてしまっても
「胃袋は覚えている」と、
改めて思いました。

さて、僕の母は八五歳で、
今も山形で元気に暮らしています。
横浜で女学校までを過ごし、
祖父の転勤で宮城に移り住んでからは、
友の会の生活団（『婦人之友』の読者が運営する幼児教育の場）の
お手伝いもしていたので、
『羽仁もと子著作集』を読み、
児童心理の勉強をしていたようです。
また、手仕事が好きな母は、
料理も裁縫も得意でした。
僕の三人の妹たちは、
母手づくりのお揃いのワンピースやセーターを着ていました。

「着るもの」も重要ですが、
男の子にとってはやはり
「食べること」の方が重みがあります。

たとえば、
蒸しパンはわが家のおやつの定番でした。
小麦粉、卵、重曹などを混ぜて、
お弁当箱に流して焼いていました。
家にオーブンなどなかった時代なので、
蒸し菓子になるわけです。
また、揚げ菓子の代表、
ドーナツも大好きなおやつでした。
生地はお茶碗で、真ん中は盃で抜いてつくります。

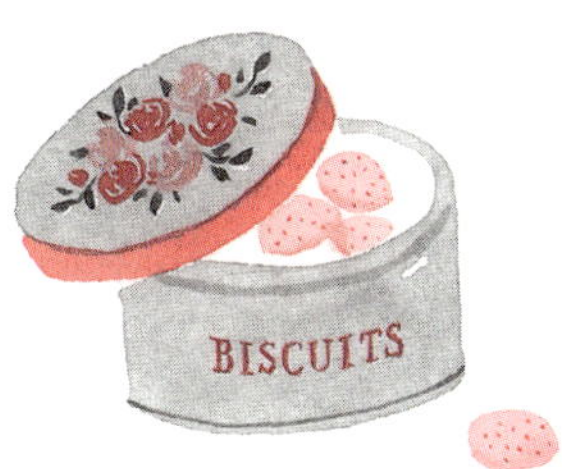

ふわふわとしていて、本当においしかった。
母や妹たちと、
楽しくつくったのをよく思い出します。
春には母とヨモギを摘んで、
草餅もつくりました。
実家のそばには、最上川が流れていて、
もっと昔は、行き来する船の帆がよく見えました。
今ではそこに土手ができて、
眺めは変わってしまいました。
ヨモギはその土手のあたりに
たくさん生えています。
アイスクリームやカステラなども、
手づくりでした。

そしてひとつの食べものから、
こんなにもたくさんの記憶が蘇ってくるのも、
食の不思議であり、魅力。

その頃はそう簡単に手に入らなかったので、
つくるしかなかったのです。
今はつくらなくても、
何でも口にすることができる時代ですが
だからこそ、
家庭の食事・食卓を、
大切にしてほしいと思います。
食べることは、
強烈に人の心に残りますから。

親の背中を見て育つ

最近、日本のお父さんたちの働き方を見て、
少し変だと思うときがあります。
家族のことをほとんど顧みないで、
外で一生懸命働く人。
反対に、
仕事というプロフェッショナルなことをしないで、
〝家族だけ〟をみている人。
家庭を顧みないのも問題ですが、
家族のためだけに働き、
得たお金も全て家族のためだけに使って、

楽しくしていればいいというのは、
ちょっと違うような気がします。
仕事に対する誇りがあったら、
家族の方を向けないときがあるのも当然。
でもそれは、まったく顧みないのではなく、
残りの時間を家族のために使おうと、
思っているか、いないかで、
ずいぶん違うと思うのです。

たとえば僕は
「今度の休みは○○をしよう」と、
子どもたちやかみさんにいっておきながら、
反古にすることがよくありました。

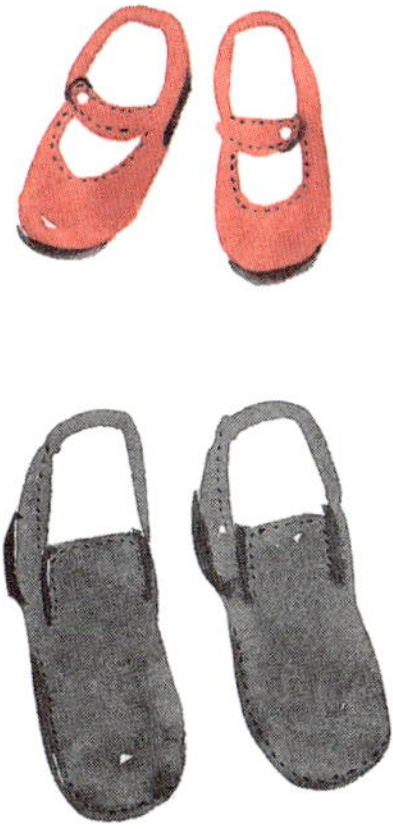

かみさんには「できない約束はしないで」といわれましたが、
やろうと計画することが、大事なのだと思っています。
もちろん子どもたちはがっかりしますが、
「こういう理由でだめになった」と話すのは、
子どもの教育のためにも大切です。
そして働くということは社会のため、
人のためとわかってもらう。
それが仕事なのですから。

「人のため」が、家族だけでは狭すぎます。
もっと広い意味での
「人のため」に働いている父親や母親だったら、
子どもたちはきっとその〝背中を見て育つ〟でしょう。

父親が、社会の中でどういう立場にいるか、
家族とどう関わりたいと思っているかは、
子ども自身が感じ取るはずです。
もし父親が、
家族のためだけに仕事をしているとしたら、
母親も子どもを楽しく育てるためだけに
毎日を費やしているとしたら、
やっぱりそれは寂しいことです。

幼い頃からの様々な経験が、
生きていく上で大切な、
根本的なことを教えてくれていると思います。

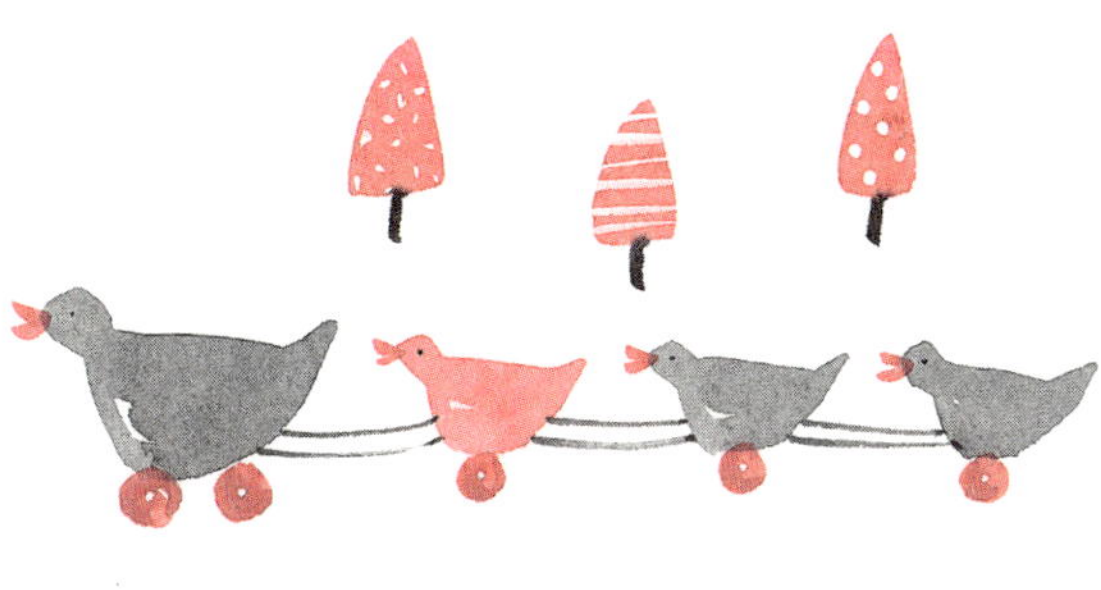

人間として守るべき原則。
人を傷つけてはいけない、
殺してはいけない、
人の弱みにつけこんではいけない。
そして、自分の体を大切にすると同じように、
他人の体も心も大事にする……など、
ほんの少ししかありません。
それらを小さい頃の経験
——たとえば僕だったら、
父親に遊んでもらえなかったときとか
——を手がかりに学んでいくのです。
だからこそ、小さいときの経験が重要なのです。
自分が子どものときに、

父親や母親とどう関わったかが
自分が親になったときに、大きく関係してきます。
そうした経験の上に、生きている中で出逢う、
たくさんの〝たまたま〟を重ね合わせながら、
自分の道をつくっていくのです。

僕は、たくさんの子どもたちと一緒に、
子ども時代を生き直す中で、
自分の経験が何回も蘇ってきたり、
かつて父親にいわれた言葉を
ようやく理解したりしています。
それをくり返し、考えて暮らすことこそが、
いい父親、いい母親になる道だと思います。

多くの関わりの中で

子どもたちに、
人間は決して独りで生きているのではない、
いろいろな人やものとの
関わりの中で生きていることを、
折あるごとに伝えていきたいものです。
友だち関係で傷ついたり自信をなくしたときにも、
手を差し伸べ、
「おとなになるというのは、
助けてくれる人がたくさんいるところに
船出することなんだよ」と伝えたいと思います。

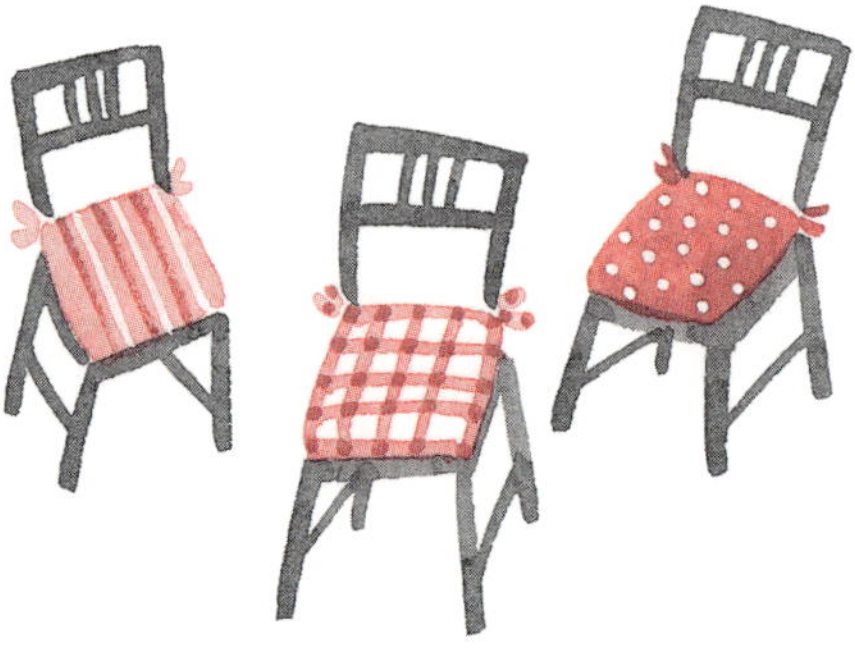

優しさの原点

数年前、小児病棟に二人の男の子が入院していました。
小児がんのそへい君は五歳、
スキー場で複雑骨折をしたつかさ君は六歳、
五カ月間隣り同士のベッドにいました。
そへい君は、腫瘍の転移がかなり進んでいたため、
目が見えません。
つかさ君は足が不自由です。
そんな二人が一緒に、
ボランティアの人に本を読んでもらおう、
ということになりました。

つかさ君がそへい君のベッドまで行こうとします。
すると、そへい君は車椅子のつかさ君を気遣って
「気をつけて来てね」といいます。
隣りのベッドですから、わずか二〜三メートル。
「え？　なに？」と聞き返すつかさ君に、
そへい君がもう一度「気をつけて来てね」といったときには、
「もう着いちゃったよ」と、
つかさ君がそばにいます。

「気をつけて来てね」という言葉を、
家庭で教えられたわけではないでしょう。
幼い頃からどこかに行くとき、
何かをするときに、お母さんやお父さんから

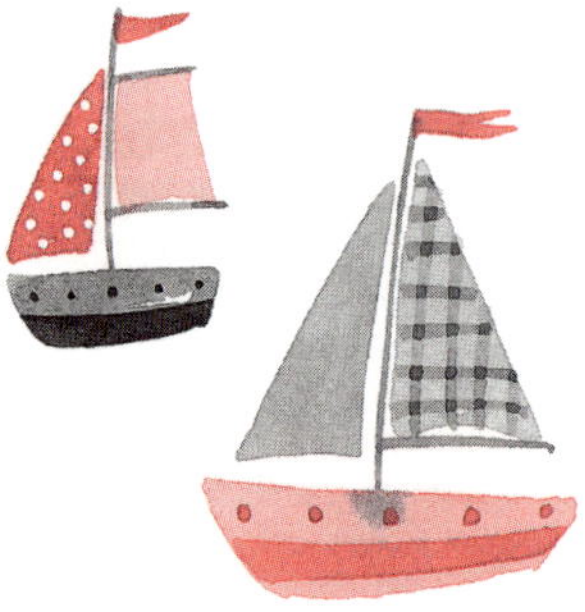

いわれていたのが、そへい君の心の中にすっと入っていた。
その経験が人にも自然に声をかけることのできるような
そへい君に育てたのだと思いました。

また、つかさ君は、そへい君の目が見えないことをよく知っています。
ですから、持って行った二冊の絵本の説明をして、
どちらを読んでもらいたいかを聞くのです。
「ウサギの絵本と、いろいろある絵本のどっちがいい？」と。
ウサギの絵本を読んでほしいつかさ君は、思わず
「ウサギの絵本と、いろいろある絵本」
といってしまうのですが、そへい君はそれを感じ取ったのか、
「どっちでもいいよ」と、つかさ君に選択を任せます。

人は生まれながらにして、他人のために何かをしてあげたい
という気持ちをもっています。
互いの病気と体を気遣いながら、
こんなにも優しい気持ちでつき合うことができるのだと気づかせてくれた、
心に残るできごとでした。

その後、そへい君のがんはさらに進み、
僕はご両親に
「治療が限界にきています。
これからは辛い治療はやめて、
そへい君の行きたい場所に連れて行ってあげたり、
したいことを叶えてあげてはどうですか」
と話しました。

するとご両親は、本人にとって今、一番楽しいのは、
この病棟での人との触れ合いだと思う、といわれました。
改めて、年の近いつかさ君の存在の大きいことを認識しました。
そして、つかさ君が外泊で自宅に帰っていた日の晩、
そへい君は静かに天国へと旅立ちました。

翌日、つかさ君は
そへい君が亡くなったことを知ります。
でも、人が死ぬということを
すぐには理解できません。
「そへい君に会いたい」とくり返します。
やがて、もう眠ってしまったそへい君は二度と起きない、
会えない、話すこともできないと悟って、

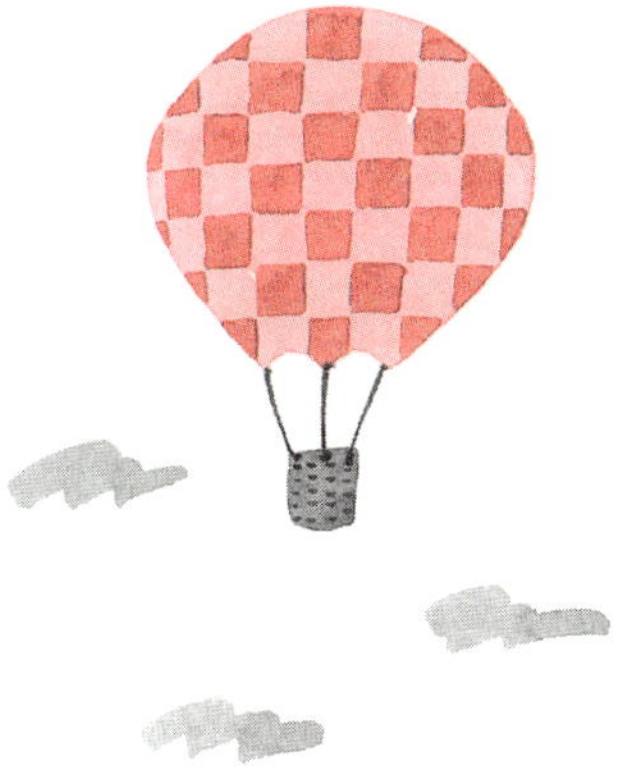

しばらく泣きじゃくっていました。

一週間後、そへい君のベッドの横の窓に一枚のシールが貼ってあるのを、
つかさ君が教えてくれました。
そして、そのシールは剥がさないでほしいと、
掃除のおばさんにお願いするのです。
シールをそへい君の代わりと思い、
そへい君に対するようすがにしたいと思ったのでしょう。
その姿に、
『星の王子さま』（サン・テグジュペリ）の話を思い出しました。

王子さまがきつねと出会います。
きつねは王子さまから、一緒に遊ぼうと誘われますが、

きつねと人間は特別な関係でなければ遊べないのだといいます。
そして、「自分を飼い慣らしてほしい。
そうすれば何百万匹もいるきつねの中で、
自分はあなたにとって特別なきつねになり、
王子さまも自分にとって特別な人間になる」というのです。
そうして一緒に遊び、別れるときに
「王子さまの金色の髪をとっても素敵だと思った。
それが風になびくのを見て、まるで麦畑のようだと思った。
だから、今度麦畑を見たときには王子さまを思い出すから、
麦畑も好きになる」というのです。

シールを見つけてそへい君を想うつかさ君の気持ちは、
それと同じだったのだろうなと思うのです。

マザー・テレサの言葉

もうすぐ天国に旅立とうとしている
小学二年生の子どもの枕元に、
『マザー・テレサ　日々のことば』
という本が置かれていました。
わが家にもあって、
時々読んでいるものでした。
ぱらぱらとめくっていて、
僕のかみさんの誕生日の日に、
次のような言葉が
書かれているのが目に留まりました。

ひとりの女性が、
生まれてまだ一〇週間の赤ちゃんを
連れてやって来ました。
その子はダウン症でした。
母親の顔は涙でぬれていました。
その子は心臓の手術を
受けることになっているので、
手術に耐えられるよう
祈ってほしいとやって来たのです。
私は彼女に言いました。
「神はあなたに
このすばらしい命の贈り物を下さいました。

もし神が、
その贈り物を返してほしいとお望みなら、
どうか、愛をもって
喜んで差し上げてください」と。

僕は、ちょうど前の日、
その子のお母さんと話をしていました。
「なかなか子どもができなくて、
産婦人科の先生にも相談に行き
やっと授かった子どもだったのに、
もうすぐいなくなってしまう……」。

マザー・テレサは

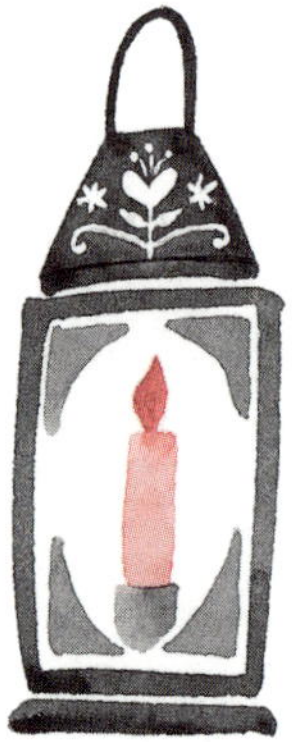

「神様が返してほしいとお望みなら、
返してあげてください」
といって、
お母さんの気持ちの中に
すっと入っていったのでしょう。
不安でいっぱいの人に対して
なかなか言える言葉ではありません。
マザー・テレサは
彼女自身の生き方を通して、
優しくなっていったはずです。
この言葉は、
そんな彼女の人生から
紡ぎ出されているように感じます。

人の世の悲しみ

僕が小児科医になった一九七二年頃は、
小児がんは負け戦に決まっていました。
おとなの場合は早期に発見して
切除すれば治る可能性もありましたが、
子どもは道が決まっていて、
それまでの時間を少しでも長くするために
どうしたらよいかということに、
多くの人が関わり、手を尽くす、今でいう
「緩和ケア」「ターミナルケア」の領域でした。
それが医学の進歩によって、

段々と生きる道が備えられるようになってきたのです。
その間僕は、子どもが亡くなるところに、
立ち会い続けてきたことになり、
その度に子どもの死は、
この世で一番悲しいこと、
「子どもは、死んではいけない人なんだ」
と思ってきました。

僕の父親も亡くなる直前まで、
ずっと患者さんを診ていました。
その父と、
父の患者さんが亡くなったという話をしていたとき、
その方が九〇歳だったと聞いて、

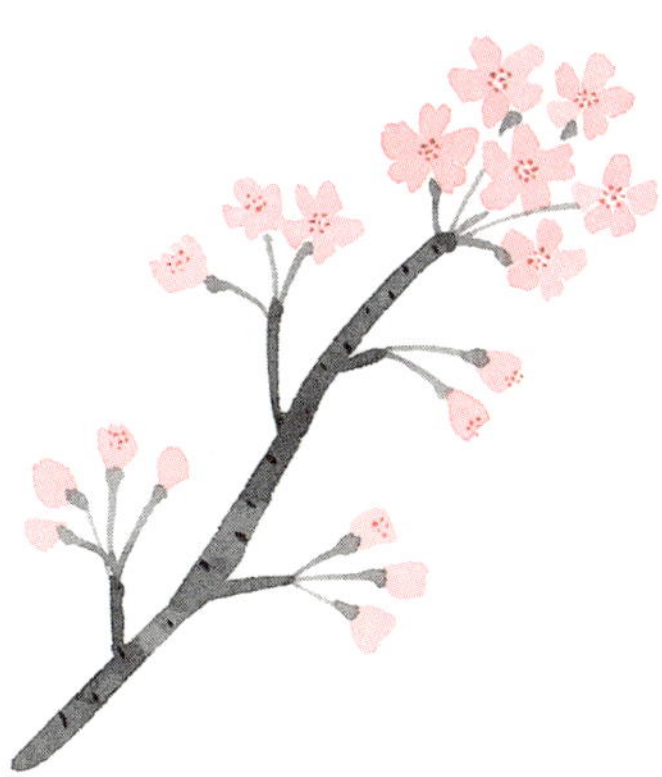

「それは仕方ないよね」といったのです。

すると父に、

「お前はどうも少し冷たいようだ」

といわれました。

小さい子どもが亡くなるのを見ている僕にとって、
年をとったおとなから
順番に世を去っていくのは仕方がない、
と思うところがあったのです。
でも父にいわれたことがずっと心にかかって、
自分はお年寄りに冷たいのかなと思いながら、
年を重ねてきました。
そうして一〇歳、二〇歳上の友だちは高齢者になり、

身近な人が亡くなるようになって、
子どもを亡くしたときと
同じような悲しみの感情が湧いてきたのです。

羽仁もと子さんは、
著作集第一六巻・『みどりごの心』の「人の世の悲しみ」に、
次のように書いています。

人の世には実に多くの悲しみがあります。
病める人の悲しみ、貧しき人の悲しみ、
親を失い子に別れる悲しみ、
不才の悲しみ、孤独のなげき、
もとより数えあげるわけにゆきません。

そうした多くの悲しみのうちで、
もしたった一つでも、
それがただ誰か一人にだけあることならば、
その人はとうていその苦しみを
堪え忍ぶことが出来ないでしょう。
たとえばこの世の中に、
病に苦しんでいるものは自分一人であるならば、
どれほどそれが悲しいか、
ほとんど想像もおよばないことです。

本当にそうだと思います。
この世の苦しみが自分一人だけではないから、
耐えることができるのです。

九六歳を前にして亡くなった父の遺品を整理していたとき、
八〇歳の頃に書いたエッセイの載った
大学の同窓会誌と、名簿が出てきました。
「戦争で、同級生がずいぶん死んだ」
と書かれ、
名簿の名前の前に×印がついていました。
そしてさらに、
「六〇、七〇、八〇年と生きてくるにつれて、
段々だんだん×印が増え、
住所がなくなる。
そうして、一番最後に残る人は、
どんなに気の毒だろう」
と記されていました。

羽仁さんはさらに、
「世の中には悲しみも苦しみもたくさんある。
その悲しんでいる人のそばに行って、
一緒に悲しみ、寄り添い、
同情することはできるだろう。
でもそれだけではいけない。
もう一歩進まないといけない」といいます。

悲しみの原因を考え、
そこにしっかり向き合い、
少しでもその悲しみがなくなる
世の中にしていくことが大事だと。

たくさんの悲しみに相対しながら、
僕が小児科医を続けているわけも、
そこにあると気づかされました。

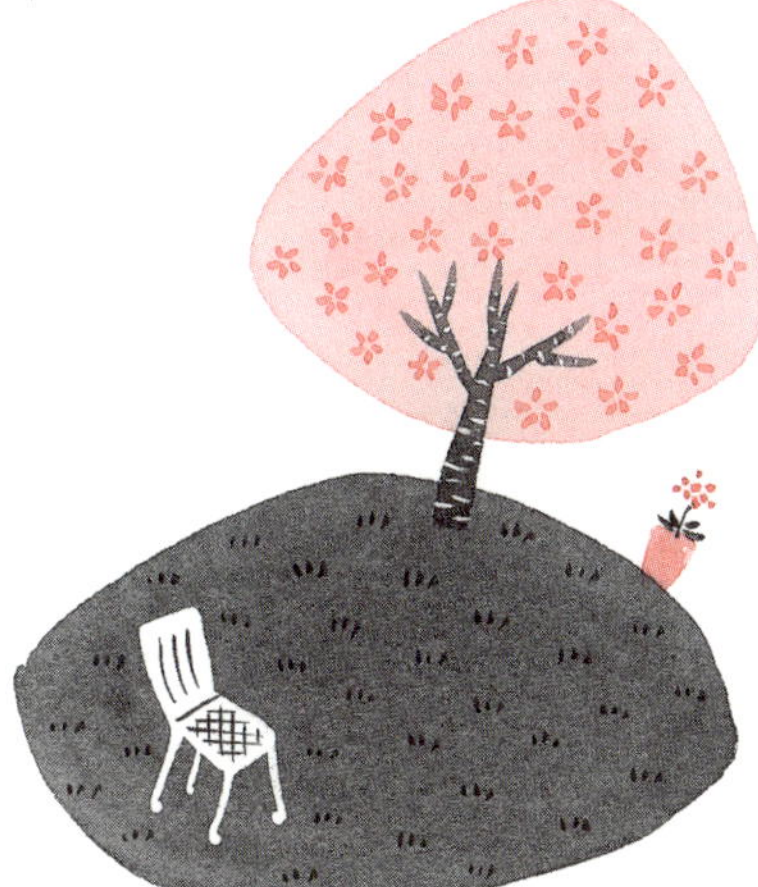

子どもに元気をもらう

毎週日曜日に、
山形の実家の医院で
診察する僕の姿を見た友人から、
「山形弁で子どもたちを診察している
先生の顔や体からは、
何かホッとしているようすが伝わってくる」
といわれたことがあります。

山形弁で話すこと自体が、
リラックスしている証拠なのですが、

風邪をひいた、鼻が出る、
お腹が痛いという子どもや、
予防注射を受けに来る子どもに対しては、
お母さんの子育てのお手伝いを
しているような気持ちになります。

常に手助けを必要とする
重い病気の子どものいる病院では、
病気がよくなったと喜ぶときがある一方、
大きな悲しみもあり、
そこに一〇〇%向き合い続けるのが、
さすがに苦しくなるときがあるのです。

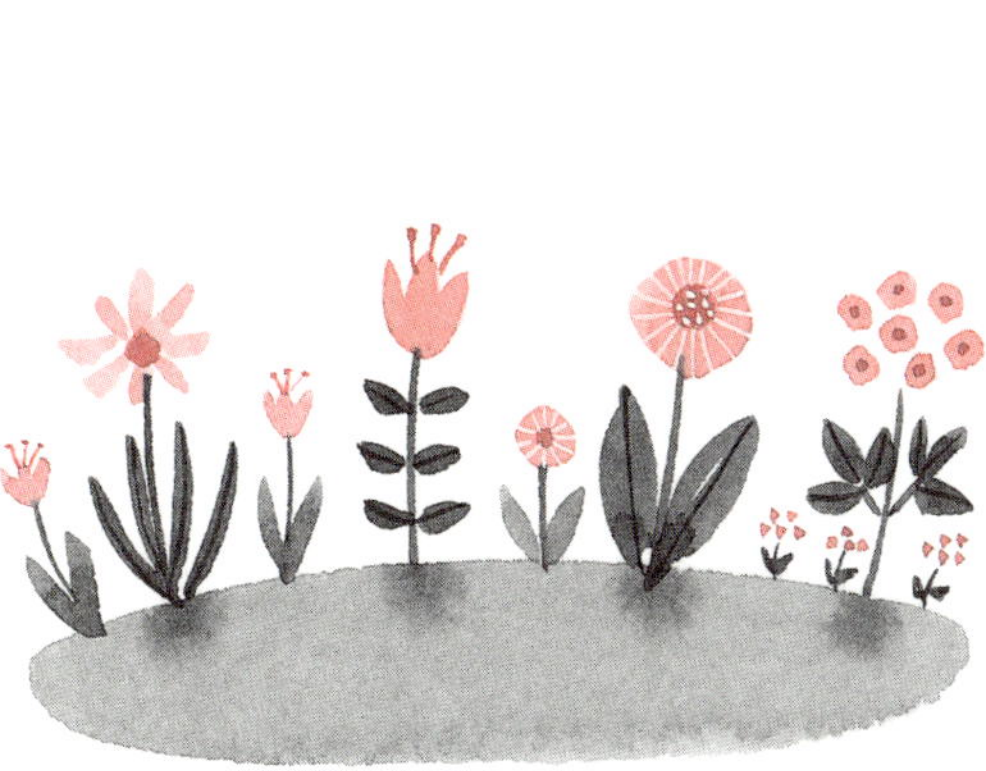

そんな中での
週一回の山形での診察は、
新しいエネルギーをもらえる時間に思えます。
休みの少ない状況に、
肉体的には疲れているのかもしれませんが、
そこで出会う子どもたちから
元気をもらっているからこそ、
病気と闘う子どもたちと
また一緒にがんばれるのだと感じています。

思いやりの心

子どものときは誰でも、
困っている人を見たら助けたい、
という気持ちがあったはずなのに、
おとなになるにつれて、
だんだん薄れていくように思います。
けれど、子どもと一緒に暮らす中で、
その感覚を思い出すことはできると思います。

以前、骨の悪性腫瘍で歩けなかった
二歳くらいの女の子がいました。

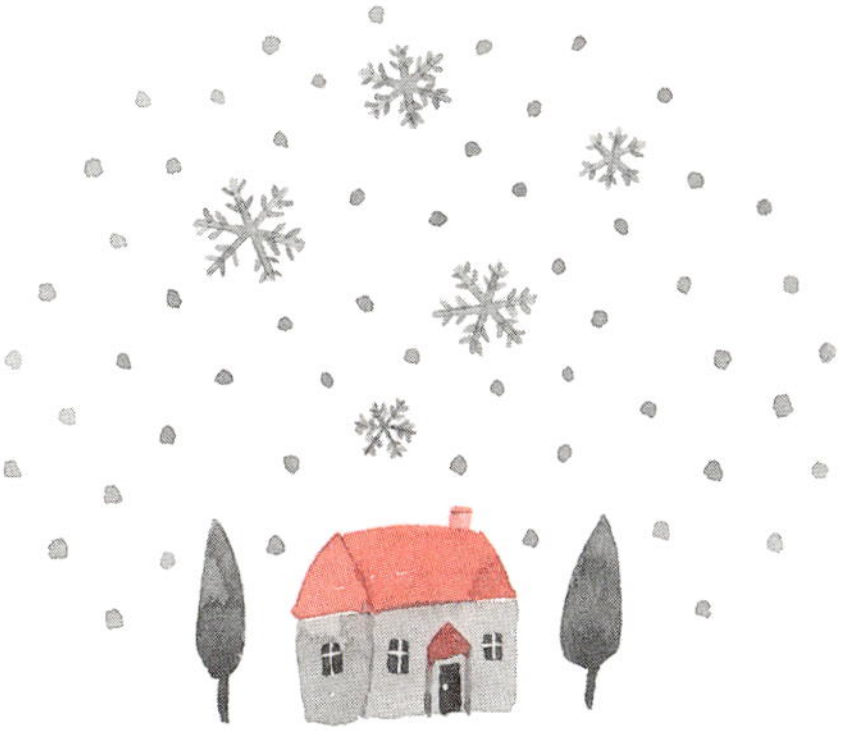

治って少し歩けるようになったのに、
また、足を引きずるようにして歩くのを見て、
両親はとっても心配しました。
ところが、よくよく見ていると、
スキップするお姉ちゃんの
真似をしていたのだとわかったのです。
おとなになっても、
子どもと同じ無垢な感覚を
そのまま持ち続けるのは難しいけれども、
三〜四人で考え合うことで、
子どものことをわかってあげられるのかな……と、
その経験を通して思いました。
だからこそ、病院には、

医師、看護師、チャイルドライフスペシャリスト、
小児心理学者、ケースワーカーなど、
様々な分野の専門家が必要なのだと思うのです。

優しさやナイーブさをもつ、
感性豊かな子ども同士が、
互いに分かり合いながら暮らすのも、
とても大切なことだと思います。
他人のことは関係ない……
といった環境の中では、
他を思いやる心は育たないばかりでなく、
ますます渇いた人間関係となって、
優しさが失われた世の中に

なっていくのではないでしょうか。

小さい子どもがいて、
仕事も家のこともしていたら、
きっとすべてを完璧にはできないと思います。
僕自身、病院から疲れ切って帰って来ると、
子どもたちに対して、
いつも優しい父親だったとはいえません。
でも、子どもの顔を見ることで
「明日もまた、頑張ろう」
と活力が与えられる。
子どもが何かいってくれたその言葉で、
頑張れたり、

優しくなれることもありました。

長女が八歳の頃、
長かった髪を
ばっさりと切ったら、かみさんに似ていた……。
春のお日様の下で、
見下ろした子どもの頭のてっぺんに、
つむじが見えた。
そんなふとした瞬間に、
生きる力をもらう。
そうして、
自分の置かれている立場を
ありがたいと感謝するのです。

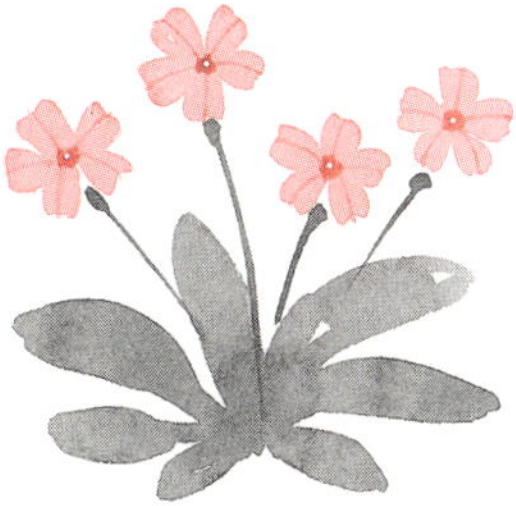

神様からのプレゼント

タクシーに乗ると僕はよく、
運転手さんからいろいろな話を聞かされます。

ある日乗ったタクシーの運転手さんは、
僕と同じ団塊世代で、
「孫はとってもかわいい」
というので話が弾みました。
聞くとその子は多発奇形。
生まれたときに肛門がなかったのを手術して、
次に心臓、全部の指が不自由だったのも治して……と。

自分に一番なついているので、
一緒にお風呂に入るのが楽しみ、
と話してくれました。
「障がいがあっても、生まれてきたこと自体、
一つのプレゼント。
生まれるってすごいことですよね」
と思わず語り合いました。

お孫さんの奇形の理由は、
お母さんである娘さんが
妊娠中に飲んだ薬のようでした。
家族の一員の子や孫が問題を抱えているとか、
抱えるかもしれないという状況は、

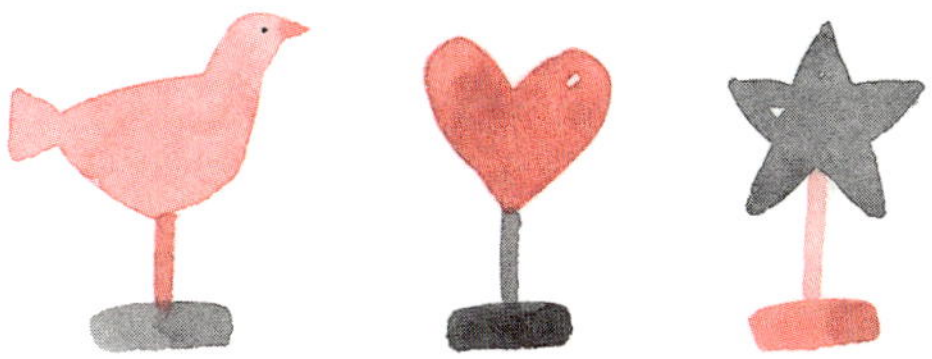

私たちの周りにたくさんあります。
そういう経験がなかった人が、
大変さに全く思いを至らさず、
考えることなく暮らしているとしたら、
とても気の毒なことだと思ってしまいます。
病院という場で働いている者が特に、
いろいろ考えたり、悩んだりする状況にあるのも、
神様からのプレゼントだと感じています。
僕の関わっている小児がんも、
原因もなく起こることがほとんどです。
世の中のすべての人が自分のこととして、
健康や体について考えてみるのは、
とても重要だと思います。

限りある命

子どもは子どもの中で育つのが
ごく自然なことですから、
病院は子どものための病棟をもち、
治療することを目標としたいものです。
その点僕のいる聖路加国際病院は
一〇〇年ほど前にできた病院ですが、
最初から小児病棟が存在していたので、
僕は、おとなと一緒の病棟で
子どもを診た経験はありません。
でも、日本ではまだまだ、

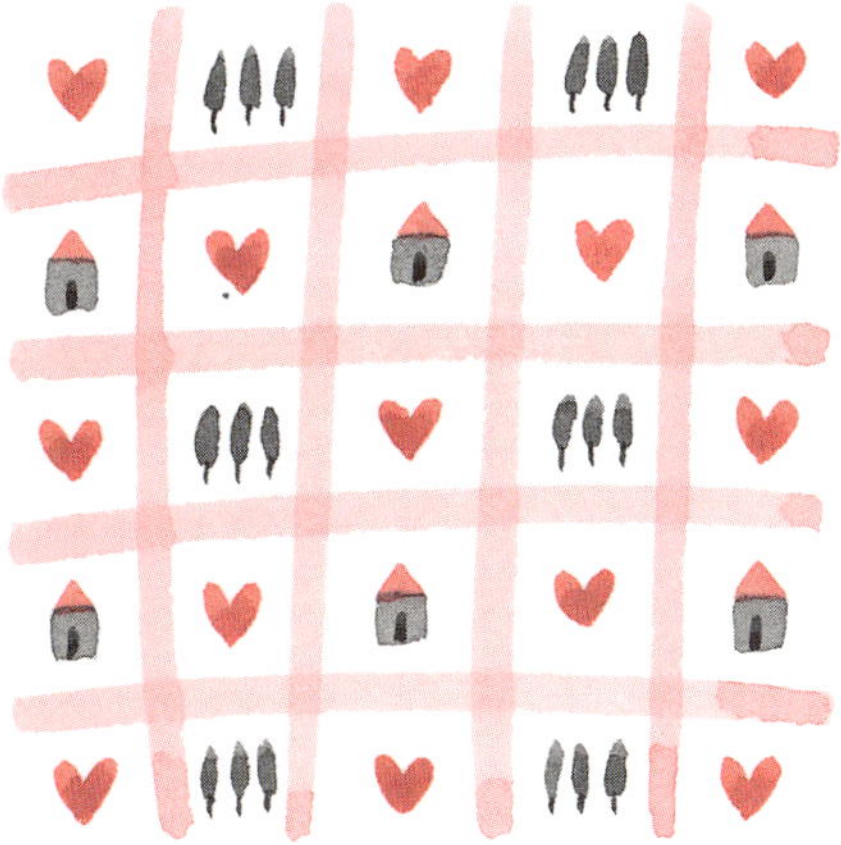

おとなの中で治療されている
子どもがたくさんいます。

病院は
「ひょっとしたら、死ぬかもしれない人が入る場所」
なのですが、
最近は患者さんや家族から
「絶対に死なない場所」
と思われているようです。
そのために若い医療従事者が
万が一のことを怖れて、
育ちにくくなっているのを感じます。
僕は、小児がんが

治らなかった時代に働き始めました。
無事に退院できたときに
「本当にありがとうございました」
といって下さる人がたくさんいて、
そんな人たちに育ててもらいました。
それは、大へん幸せだったと思います。
もちろん、
患者さんが亡くなってしまったら……
とドキドキする緊張感は常にあります。
けれども今はそのドキドキがちょっと違って、
「亡くなって、
遺族に文句をいわれたらどうしよう」
という心配になっている。

そうした空気が医療従事者の間にあることを
危惧するのです。

僕だってもしかしたら今夜、
お風呂に入っているときに
脳卒中で死んでしまうかもしれないと思ったら、
生きていることが
一層ありがたいと感じます。
たとえばタクシーに乗っても、
「ひょっとしたら運転手さんが
事故を起こしてしまうかもしれない」
と思えば、
無事に目的地に着いたときに

心から「ありがとうございました」
とお礼がいいたくなる。
死ぬことは怖いけれど、
人間は死んでしまう存在だということも
忘れてはならないのです。

入院してきた子どもたちが
そういう可能性を含んでいるからこそ、
手を尽くして治療し、
楽しく過ごさせてあげたい。
そういう環境を
つくり出さなくてはいけないと思うのです。

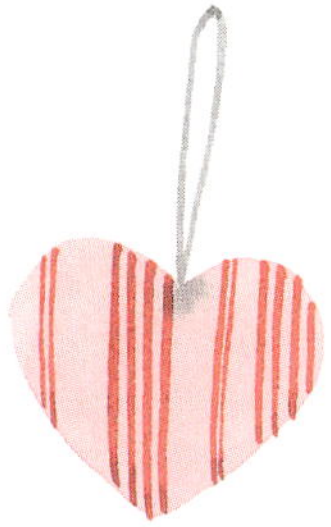

感謝

先日、子ども向け用品の
企画開発をしている二男から、
電話がありました。
「最近世間ではよく
〝お母さん力〟が低下しているといわれるけれど、
どういうことなんだろう？」と。
簡単にいえば、
家事・育児の力が落ちているということなのでしょう。
でもそれは、お母さんだけの問題ではないと思います。

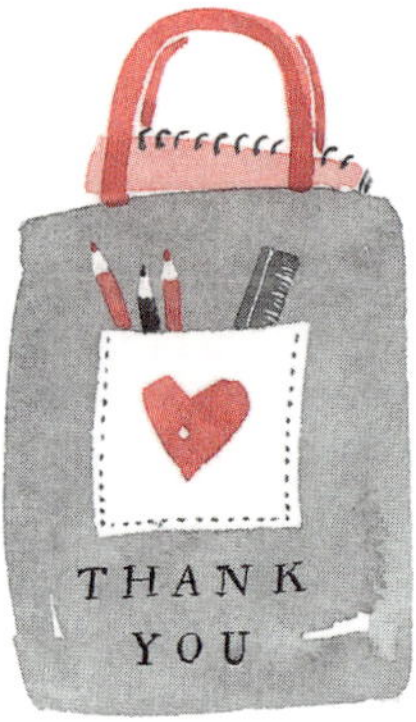

生きものの中で、自立するのに一番時間がかかるのが人間です。
生まれて数時間で立って歩く動物に比べて、
人間の赤ちゃんは歩くまでに約一年もかかります。
それだけ、人間の赤ちゃんを育てるのは、
大変な仕事なのです。

そしてもう一つ忘れてはならないのが、
誰もが誰かに育ててもらった経験者だということです。
自分が、赤ちゃんや子どものときにしてもらったことは、
誰にでもしてあげられる人でありたいと思います。
自分だけがよければいい、
という考えは、やはり寂しい。
子どもを育てること、

人を自立させることに自然に関われる、
そんな世の中になったらいいなと願っています。

そう思えれば、
子どもの一番そばにいるお母さんだけが
苦しいということはなくなると思います。
またお母さんたちにも、
母親としての力をどんどん発揮して、
周りを感化していってほしいと思います。
子どもっていいなと、
お母さんを通して感じてもらえるように。
つまり、
人間と人間の関わりの温かさが

感じられるといいと思うのです。

祝日の昼下がり、一歳八カ月の孫が遊びに来たので、
息子夫婦と四人で公園に行きました。
いつも、僕が山形へ診療に行っている週末に来るので、
孫と公園に行くのは初めての経験でした。
公園には、赤ちゃんがいっぱいいるのに驚きました。
おてんばの孫は、チョロチョロ動き回っていましたが、
一番のお気に入りはブランコでした。
赤ちゃんでも座れるような
ベルトのついたブランコは人気で、
お父さんやお母さんに抱かれた赤ちゃんが
列をつくって順番待ちをしています。

ようやく孫の番が来て、ユラユラ……。
でも、ある時点で
次の子に譲らなくてはならないわけです。
「もっと乗っていたい」と、
最後はべそをかくことに。
未練たっぷりでブランコをながめている彼女に僕が
「あのお兄ちゃんが乗れて、
楽しそうでよかったね。
はるちゃんは、替わってあげて、
おりこうさんだね」といったのです。
すると孫も「おりこうさん」という言葉に、
ちゃんと反応して、落ち着きました。
「いつまでもブランコから降りたがらなくて、

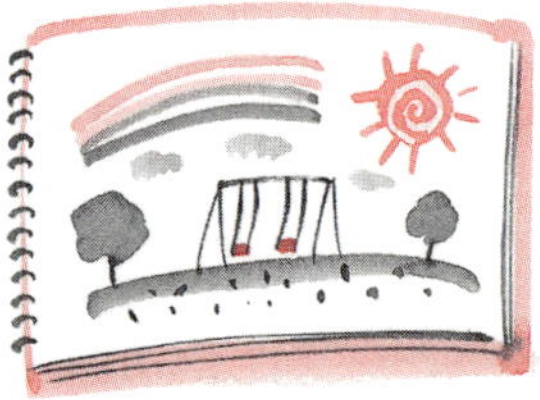

ダダこねて困る……」と思うより、
「泣いてしまったけれど、
ひとに譲ったことで、
子どもをほめるきっかけができてよかった。」
と思えればいいですね。

少しずつでも多くの子どもや人と関わり、
助け合っていけるようでありたい。
そのためには、
自分がしてもらって嬉しかったことを、
周りの人に差し出す、
いつも感謝を忘れない、
そんな生き方をしたいと思っています。

思い出語り

〔細谷亮太×鈴木美穂〕

《生きたくても生きられない命がある》

細谷――美穂ちゃんが入院していたのは、いつだったかな?

美穂――小学校六年生の七月から一年間。一九九七年です。

細谷――かなりきつい化学療法で大変だったはずだけど、それを感じさせないくらいいつも明るくて、ポジティブだったよね。

美穂――痛い注射や、気持ちの悪くなる薬のにおいを断片的に思い出すことはありますが、辛いことはあんまり覚えてないです。楽しい思い出ばかり覚えています。

細谷――それはすごいね。偉い。その前向きな性格や気持ちが、病気の克服にもつながったと思うよ。でも亡くなった友だちも大勢いたね。

美穂――そうですね。

細谷――僕くらいの年になって、病気で亡くなる人がいるのは仕方がない。ふつうどんな動物よりも長生きする人間が、年をとる前に死んでしまうなんて、そうそうあるわけじゃない。小学生で友だちが亡くなる経験をするというのは、ものすごく大変なことだと思う。

美穂——高校生のとき、一歳下の人が自殺したんです。いろいろな事情があったとしても、とんでもないって思ったんです。生きたくても生きられない子をいっぱい見てきているので。どんなに辛くても、もっと違う解決策があったはずって思ってしまう。腹が立つというのが正直な気持ちでした。

細谷——そうだね。美穂ちゃんは一生懸命に病気と闘っていたから。

美穂——先生は、私が入院していたときも今も、あまり変わってない感じがします。ずっと偉い人だけれど(笑)。入院の説明も病気の話も、注射などの処置も全部先生がやってくれました。私が子どもだったこともあるのかもしれないけど、とっても近しく感じられる先生でした。今でも病棟で先生に会うとホッとします。お父さんみたいな存在かなあ。

細谷——美穂ちゃんのお父さんよりは、年上だけれどね。

美穂——父が今もよく話すことがあるんです。私の病気がちゃんと治るんだろうか、子どもは産めるんだろうか心配していたときに、先生が「大丈夫。おばあちゃんになれますよ」っていっててくださったことに、とても救われたって。それは、子どもも産めるし、長生きもできるという意味だから、とっても嬉しかった」って。

細谷――覚えているよ。美穂ちゃんのお父さんにはいつも「ちゃんと治るんでしょうね」って半分すごまれて（笑）。その横でお母さんが「一生懸命していただいているのに、そんないい方して……」と恐縮されていた。そのたびに「治ります。大丈夫です」って話していた。娘を心配する気持ちは当たり前。それでも任せるところは任せて、信頼してくれたのはありがたかった。

《嬉しかったこと》

細谷――美穂ちゃんが入院するとき、抗がん剤の副作用で大事な髪の毛が抜けてしまうかもしれないから、いっそのこと少し切ろうかっていう話をしたのを覚えてる？「ベリーショートでもいいよ」っていったの。

美穂――はい。母と一緒に話を聞いて、それまでずっと長い髪で、パーマもかけていて、ほとんど切ったことがなかったので、髪を切れるのが嬉しくて「とりあえず短く切ってください」ってお願いした。先生のお友だちの床屋さんに来てもらいましたよね。

細谷――そう、彼は幼なじみ。僕は今でも髪を切ってもらっているんだ。

美穂――私は、髪を切ってもらうの、とっても楽しみにしていたし嬉しかったのに、抗がん剤の注射をされてすごく体調が悪い日だったので、嬉しい顔ができなかったのを今も申し訳なく思っているんです。

細谷――そうだったね。「張り切ってカットしたけど、あんまり嬉しそうじゃなかったな」って彼もいっていた。今、ちょっと電話してみようか――。

――電話で

細谷――一〇年以上も前になるんだけど、僕が頼んで、化学療法を始める女の子の髪をカットしに病院に来てもらったのを覚えてる？　そう、〝ニコッともしなかった〟(笑)。その子が、白血病が治って今うちの病院で看護師として働いてるんだよ。ここにいるから替わるね。

美穂――その節はお世話になりました。カットしていただいたのはとっても嬉しかったのに、あのときお伝えできずにすみませんでした。あらためて、本当にありがとうございました。

細谷――そういうことで。ありがとうございました。

――電話を終えて

細谷――彼、とても感激してたよ。「治った人の声を聞いたら、じーんときた」って。元気になるっていうのは、関わった人みんなの喜びなんだよ。

《困っている人に寄り添いたい》

美穂――入院中に友だちになったNちゃんが「看護師になりたい」っていったとき、「私は細谷先生みたいなお医者さんになる」といったんです。「じゃあ一緒の病院で働こう」って。自分がやってもらったように、病気の子どもを治してあげたい、楽しませてあげたいと思った。でも、お医者さんはちょっと無理かなと思って（笑）、看護師になりました。いつでも、子どもたちのそばにいられるから。

細谷――困っている人の役に立つということでは、もっともシンプルな仕事の形かもしれない。医者や看護師は。特に看護師は、辛く苦しい思いをしている人たちのそばで、お世話をしたり話を聞いたり、とても大事な仕事だよね。もちろん、技術も体力も必要だけど。

美穂――ドクターの方が大変。朝早くから夜遅くまで……。

細谷――美穂ちゃんの場合は、自分が経験しているから、病気の子どもに共感しながら寄り添えるんじゃない？

美穂――そうですね。この間、小児がんの女の子にエーポート（胸元の皮下に注入口を埋めこんで、そこから点滴や採血をする）を入れることになって、話をしていました。その子は、がんが再発してしまい、お母さんは病気にもエーポートにも不安を抱いていたので、「私も入れていたんですよ」と傷跡を見せたのです。お母さんはちょっとびっくりされていましたが、次の外来日のとき「傷跡を見せてもらったことで、病気やエーポートに、一緒につき合っていけばいいんだという気持ちになれました」といってくださったと聞き、とても嬉しかったです。

細谷――それは、すごいことだね。経験者である美穂ちゃんの言葉には、重みがある。現にそのお母さんがとても力づけられたわけだから。その一方、トラウマでいろんなことを思い出さないか……という心配もあるのだけれど。

美穂――腰に注射を打つのを見ていると、自分がされたときの感覚がもどってくるというのはあります。痛い……って。

細谷——よく頑張っていると感心する。痛みや辛さは甦ると思うんだけど、美穂ちゃんのポジティブさにはいつも救われている。今うちの病棟では、聖路加で闘病して亡くなった男の子のお姉さんも、看護師として働いているよね。弟さんが亡くなったとき、彼女は高校生で、「看護師になって聖路加の小児病棟で働きたい」といった。それを聞いて、小児科のメンタルヘルスの先生も僕も、「やめた方がいい」といったけれど、結局そうなったんだよね。でも、やっぱり辛くなって別の病院に移って行った。でも、僕たちの毎夏のキャンプ（小児がんと闘う子どもたちとその仲間が集う）に協力してくれているうちに、「もう一回、聖路加に戻れそうな気がする」といって、またうちで働くようになった。気持ちの面で強くなったんだろうね。

美穂——入院していた頃、看護師さんたちには辛い薬を飲む苦しさはわからないものと思っていました。飲むととても気持ちが悪くなる薬があって、飲まなければいけないことはわかっているけれど、すごくイヤだった。看護師さんに「とりあえず飲んでごらん」といわれて、思わず「飲んだことあるんですか？」って。「小さなスプーン一杯位なら」といわれて、そんなんじゃわからないだろうと思って抗議したのを覚えています。だから今、同じ薬を飲むのをためらっている子がいると、「じゃあ、もうちょっと後にしようか」っていえる。私も自分のタイミングでなら飲めたから。自分の経験があったから〝待つことも大事〟と思えるようになったのです。

細谷——確かに、経験した人でなければわからないことがあるよね。ただ、病気の経験はなくても、痛みや苦しみの感覚は、ある程度わかるかな……と思う。だから僕もできるだけ病気と闘う人のそばにいて、そういう気持ちをわかってあげたいと思っています。誰でも、自分の経験に引き寄せて考えることはできるはずで、それが大事だと。

一緒に病気と闘った子が治って、同じところで働いている医者なんて、いないんじゃないかな。そんな意味で僕はものすごくラッキーだと思う。今日は忘れかけていた話がたくさん聞けて嬉しかった。ありがとう。

（二〇〇九年九月）

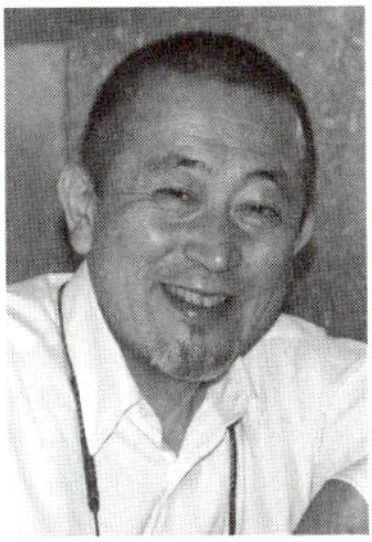

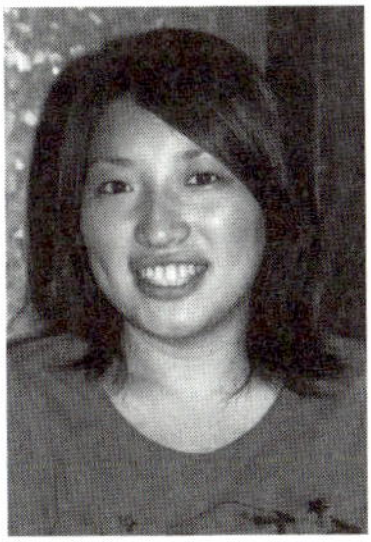

すずきみほ
小学六年で急性骨髄性白血病を発病。
細谷医師の元で闘病し、完治。
現在は、聖路加国際病院小児科の看護師として働く。

あとがき

私の母が、昨年亡くなった父のもとへ嫁いで来た昭和二〇年に、嫁入り道具と一緒に大事に持って来たものがありました。一〇代からお小遣いを貯めては一冊ずつ買い揃えた『羽仁もと子著作集』です。今でもボロボロになりながら母の本棚に健在です。

今年、八五歳になる母は、私の子育てエッセイが『婦人之友』に載っているのを見て、とても喜んでくれました。この度、それに素敵な挿絵がつけられて、きれいな装幀の本になったのを知ったら、いっそう感激してくれることでしょう。物のなかったあの時代に、手づくりのワイシャツ、セーター、チョッキを着せてくれたり、一緒に摘んだよもぎでおいしい草餅をつくってくれた母に、少しだけ恩返しができた気分です。

それと、この本に花を添えてくれた、昔、私の患者さんで、今は小児病棟の看護師として働いている鈴木美穂さんにも御礼申し上げます。

『優しさはどこから』という最高のタイトルは編集部で考えてくださり、全国各地の友の会でお話しさせていただく愛読者会のタイトルにもなっています。

皆さんの優しさに触れて私も優しくなれるのだということをあらためて実感しています。

細谷亮太

二〇〇九年一〇月三日　聖路加国際病院のチャペル下の部長室にて

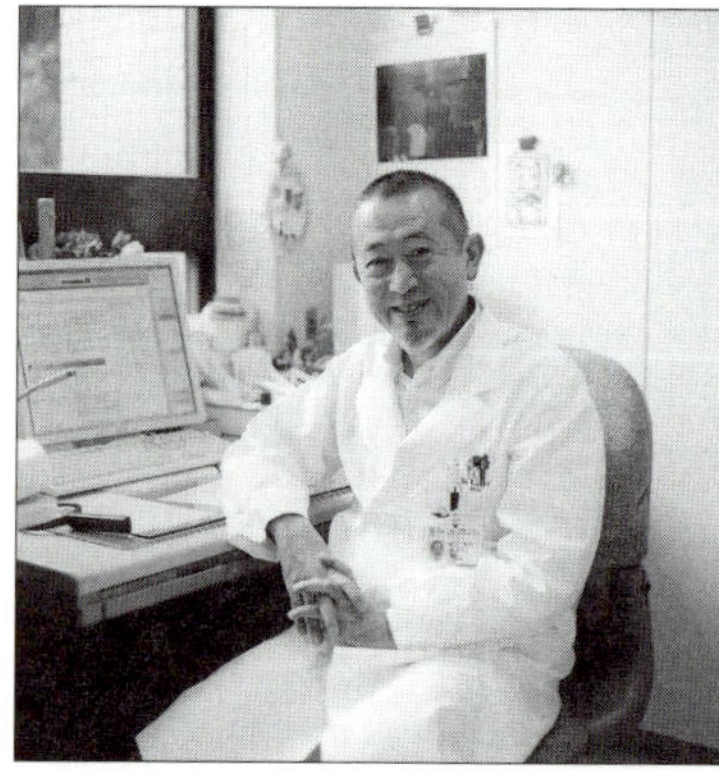

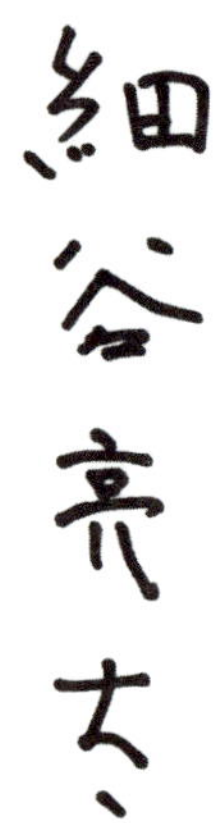

細谷亮太　*Ryota Hosoya*

一九四八年山形県生まれ。東北大学医学部卒業後、聖路加国際病院小児科勤務。七八〜八〇年テキサス大学M. D. アンダーソン病院がん研究所勤務後、聖路加国際病院小児科に復職。現在、同病院副院長、小児科部長。専門は小児がん、小児のターミナルケア、育児学。小児がんの子どもや家族との関わり、自らの子育て経験を通して語る講演会、育児講座などが人気。毎週日曜日には、山形県の実家・細谷医院で診療を続ける。俳人としても活躍。著書には『いつもいいことさがし』(暮しの手帖社)、『命のノート』(講談社)、『細谷先生のわくわく子育て』(小学館)他、多数。

本書は、『婦人之友』二〇〇八年偶数月「子育てのさんぽ道」に連載された六篇に、新たに九篇と「思い出語り」を加筆してまとめたものです。

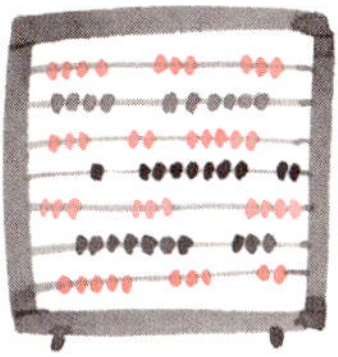

題字
細谷亮太

イラスト
河田ヒロ

写真
藤岡由起子

装幀・デザイン
Without Sugar

小児科医・細谷亮太先生が贈る
優しさはどこから

二〇〇九年一一月二〇日　第一刷発行
二〇一一年　一　月二〇日　第五刷発行

著者
細谷亮太

発行所
婦人之友社
〒一七一―八五一〇
東京都豊島区西池袋二―二〇―一六
電話　〇三―三九七一―〇一〇一
振替　〇〇一三〇―五―一一六〇〇

印刷・製本
大日本印刷株式会社

ISBN 978-4-8292-0579-2